# LE REMÈDE MIRACLE SIMPLE

## UN EXERCICE DE GUÉRISON POUR LE CANCER

**PAR : JOHN MERCOLA**

# Contenu

## Clause de non-responsabilité

Les informations fournies dans ce livre, "The Simple

Miracle Cure : A Healing Exercise for Cancer" (La cure

miracle simple : un exercice de guérison pour le cancer)

sont destinées à des fins éducatives uniquement. Elles ne sauraient se substituer à un avis médical, à un diagnostic ou à un traitement professionnel.

Le contenu de ce livre est basé sur la recherche, l'expérience personnelle et l'expérience d'autres personnes qui ont partagé leur histoire. Bien que tout ait été mis en œuvre pour assurer l'exactitude et l'exhaustivité des informations présentées, l'auteur et l'éditeur ne garantissent pas l'efficacité ou la sécurité des traitements, des compléments ou des conseils diététiques mentionnés.

Le traitement du cancer est un processus complexe et individualisé qui doit être supervisé par des professionnels de santé qualifiés. Il est vivement conseillé aux lecteurs de consulter leur fournisseur de soins de santé avant de modifier leur plan de traitement ou leur mode de vie sur la base des informations fournies dans ce livre.

L'auteur et l'éditeur déclinent toute responsabilité en cas d'effets ou de conséquences néfastes résultant de l'utilisation ou de l'application des informations contenues dans ce livre. La décision d'utiliser les informations contenues dans ce livre est au seul risque du lecteur/patient.

Il est important de se rappeler que le corps et l'état de santé de chaque personne sont uniques. Ce qui fonctionne pour une personne peut ne pas fonctionner pour une autre. Il est toujours préférable de demander des conseils et des soins médicaux personnalisés à un

professionnel de la santé qualifié.

## <u>LIVRES ÉCRITS PAR LE MÊME AUTEUR :</u>

* <u>ADIEU À LA GIARDIASE</u>

* L'<u>HERPÈS N'A PLUS LIEU D'ÊTRE</u>

* <u>LA MALADIE DE CROHN N</u>'A PLUS LIEU D'ÊTRE

* <u>LES ÉLÉMENTS VITAUX DU BIEN-ÊTRE POUR LA</u>

<u>GUÉRISON DU CANCER</u> : LA TERRE, L'EAU, LE FEU ET

L'ÉTHER.

* <u>LE BAIN THÉRAPEUTIQUE À L'ESSENCE DE</u>

<u>TÉRÉBENTHINE</u>

* <u>TB, OR NOT TB</u> : NURTURING NATURE'S CURE :

TRIUMPH OVER

  TUBERCULOSE

* <u>L'ASTUCE CONTRE LA TRICHOSE</u> : DIRE ADIEU À LA

TRICHOMONASE DE FAÇON NATURELLE

* <u>LA GUÉRISON DE BLASTOCYSTIS.HOMINIS</u>

* <u>LA GUÉRISON DES HERNIES HIATALES EN TOUTE SIMPLICITÉ</u> : L'APPROCHE DE GEORGIA KNAPP

* LA <u>VITALITÉ PAR L'INGÉNIERIE</u> : LE PLAN DE SANTÉ ET DE RAJEUNISSEMENT DE NISHI-KNAP

* <u>LA VIDANGE DE LA VITALITÉ</u> : LE GUIDE ET LE PROTOCOLE DE DÉSINTOXICATION DE VOTRE CORPS

* <u>LES PUNAISES DE LIT DISPARAISSENT</u> : LE GUIDE ULTIME DE L'EXTERMINATION NATURELLE DE CES MICRO-VAMPIRES

* <u>RECLAIMING HOMO ERECTUS</u> : THE SELF-CHIROPRACTIC HEALING GUIDE TO UPRIGHT LIVING (EN ANGLAIS SEULEMENT)

* <u>ADIEU À L'AMIBIASE</u>

* <u>APPROCHE NATUROPATHIQUE DE L'ÉLIMINATION DES MALADIES PERSISTANTES</u>.

<u>LES INFECTIONS VIRALES</u> : UN PROTOCOLE

COMPLET

* <u>MAÎTRISER L'EXAMEN D'ÉVALUATION DU PHARMACIEN</u>

<u>CANADIEN</u> :

<u>PARTIE 1</u> - CONQUÉRIR LES EXAMENS

D'ÉVALUATION MCQ

* <u>GUÉRISON DES TROUBLES : UN GUIDE POUR LE</u>

<u>SEVRAGE DES BENZO ET DES BARBITURIQUES</u>

* <u>MISLEAD BY LEAD</u> : UNRAVELING THE DETOXIFICATION

SOLUTION FOR LEAD POISONING (EN ANGLAIS)

## Introduction

Ce livret concis présente un outil puissant pour lutter

efficacement contre le cancer, en s'appuyant sur les

connaissances de praticiens renommés tels que le Dr Max

Gerson, Katsuzo Nishi et le Dr Lobrey. L'exercice décrit

n'est pas seulement rafraîchissant mais aussi vitalisant,

offrant à la fois des avantages préventifs et

thérapeutiques contre le cancer. La persévérance est la

clé, car un engagement à long terme dans cet exercice

peut donner des résultats remarquables.

Les travaux de Katsuzo Nishi mettent en lumière de nombreux patients atteints de cancer qui, après avoir été diagnostiqués en phase terminale par leur médecin, ont réussi à guérir grâce à la pratique régulière de cet exercice. De même, la journaliste russe Maya Gugulan a vaincu un cancer qui persistait malgré trois traitements de chimiothérapie ratés, en suivant un régime alimentaire strict et sain et en incorporant cet exercice dans sa routine. Cet exercice est exceptionnellement sûr, contrairement à d'autres exercices de bain d'air qui peuvent induire ou exacerber les symptômes du rhume. En fait, il peut accélérer la guérison d'un rhume s'il est pratiqué pendant la maladie.

Cet exercice est un puissant outil de désintoxication, fonctionnant comme une forme de gymnastique cutanée qui favorise le retour veineux du sang vers le cœur. Cette stimulation est bénéfique pour le foie et peut être bénéfique pour diverses affections au-delà du cancer, notamment les problèmes digestifs, les douleurs coliques, les troubles cutanés, les problèmes de santé mentale et les infections. En inondant le corps d'air frais et d'oxygène, cet exercice revitalise et rajeunit, aidant le corps à éliminer les gaz toxiques par la peau, un peu comme le font les poumons.

## L'Empereur des Maladies

Le cancer, souvent appelé "l'empereur des maladies", est en augmentation et devrait devenir la première cause de mortalité dans de nombreux pays, dépassant même les maladies cardiovasculaires et le diabète. De manière alarmante, la recherche indique que nous pourrions être confrontés à un tsunami de cas de cancer dans les décennies à venir. Selon l'Organisation mondiale de la santé, plus de 35 millions de nouveaux cas de cancer sont prévus en 2050, ce qui représente une augmentation de 77 % par rapport aux 20 millions de cas estimés en 2022. Cette crise imminente souligne l'urgence de trouver des solutions efficaces pour lutter contre le cancer.

Bien que l'industrie pharmaceutique ait mis au point des traitements prometteurs, tels que l'immunothérapie, il est essentiel de s'attaquer aux problèmes sous-jacents plutôt que de se contenter de traiter les symptômes. L'immunothérapie, par exemple, vise à renforcer la capacité du système immunitaire à combattre le cancer, mais elle peut être inefficace si le système immunitaire est déjà affaibli ou surchargé par des toxines. Dans ce cas, il peut être nécessaire de désintoxiquer l'organisme avant de tenter de stimuler le système immunitaire.

Il est essentiel de rechercher des solutions globales qui s'attaquent aux causes profondes du cancer plutôt que de s'en remettre uniquement à des traitements symptomatiques. En mettant l'accent sur la désintoxication et en soutenant les défenses naturelles de l'organisme, nous pouvons trouver des solutions plus efficaces et plus durables pour lutter contre cette maladie dévastatrice.

La peau

La thérapie par le bain d'air, l'un des exercices les plus puissants que l'on connaisse, consiste à exposer notre corps à l'élément omniprésent qu'est l'air. Depuis notre naissance, nous sommes enveloppés par cette composante essentielle de la vie, qui fait partie intégrante de notre existence. Notre peau, le plus grand organe du corps, est le reflet de notre moi le plus intime, représentant notre personnalité et notre psyché. Elle fonctionne non seulement comme une barrière protectrice, mais aussi comme un organe vital à part entière, souvent appelé le "deuxième cœur". Cela est dû à son rôle dans le système immunitaire, le système endocrinien et même sa capacité à imiter les fonctions d'autres organes, tels que les reins, les poumons et le système digestif.

L'importance de la peau devient encore plus évidente dans les situations extrêmes, telles que les brûlures graves, où son état peut avoir un impact significatif sur le pronostic du patient. En cas d'insuffisance rénale, la peau joue un rôle essentiel dans l'élimination de l'excès d'acide urique, un processus qui peut être observé par l'apparition de givre urémique, un dépôt d'urée cristallisée que l'on trouve sur la peau des personnes souffrant d'une maladie rénale chronique. Cela souligne le rôle de la peau en tant qu'organe vital dans le maintien de l'homéostasie et de la santé globale.

En outre, la peau n'est pas une simple barrière passive ; elle interagit activement avec son environnement, réagissant à des stimuli tels que les changements de température et les expériences émotionnelles. La chair de poule, par exemple, est une réaction familière déclenchée par l'exposition au froid ou l'excitation émotionnelle, ce qui souligne la nature dynamique de la peau. En outre, la peau agit comme un organe immunitaire, comme en témoigne l'administration de vaccins par injection dans la peau, soulignant ainsi son rôle crucial dans la protection de l'organisme contre les agents pathogènes.

Au-delà de ses fonctions protectrices et régulatrices, la peau sert également d'outil de diagnostic, offrant des indications sur la santé et le bien-être d'un individu. Dans le cas de maladies dégénératives chroniques telles que le cancer, la peau présente souvent un aspect pâle et anémique, reflétant le processus pathologique sous-jacent. Les maladies infectieuses peuvent également se manifester au niveau de la peau, comme dans le cas des vergetures associées à certaines affections.

La remarquable polyvalence de la peau est également démontrée par sa capacité à absorber des substances, ce qui permet l'application de médicaments et de nutriments par le biais de patchs et de liposomes. Cette caractéristique unique souligne le rôle multiforme de la peau en tant que barrière protectrice et canal pour les interventions thérapeutiques.

Bien que la peau soit un élément important de la santé et de la maladie, il n'y a pas beaucoup d'informations sur la façon de la maintenir en bonne santé. Il est tout aussi important pour la peau de nettoyer l'organisme que pour le foie. Nous pouvons améliorer la santé du foie et l'état de santé général en aidant la peau à se désintoxiquer. Le

Dr Max Gerson a souligné que le foie est un élément

important du processus de désintoxication et que le

cancer se déclare souvent lorsque le foie cesse de

fonctionner correctement. Un foie lent qui ne parvient

pas à se débarrasser correctement des toxines peut

entraîner l'accumulation de substances dangereuses dans

la circulation sanguine, ce qui est mauvais pour la santé

des cellules et le fonctionnement de l'organisme dans son

ensemble.

Cette dégradation peut entraver le fonctionnement de

nombreux organes et affaiblir le système immunitaire, ce

qui rend l'organisme plus susceptible de contracter des

maladies dues à des virus, des bactéries et des levures

lorsqu'ils apparaissent. Lorsque le potentiel

d'oxydoréduction des cellules est inférieur à ce qu'il devrait être, des tumeurs et d'autres excroissances dangereuses peuvent se former. Dans ce cas, l'organisme s'affaiblit car sa propre croissance cellulaire anormale va à l'encontre de l'ordre naturel de la vie.

## Monoxyde de carbone

Le monoxyde de carbone (CO) est un gaz hautement toxique qui présente un danger important pour le bien-être humain, entraînant souvent des maladies à long terme telles que le cancer. Bien qu'il ne soit ni visible ni odorant, il peut nuire gravement à l'organisme, surtout en cas d'exposition continue. La propension du monoxyde de carbone (CO) à se fixer à l'hémoglobine est particulièrement inquiétante, car il le fait avec une affinité de liaison 200 fois plus forte que celle de l'oxygène. La réduction de l'affinité de liaison de l'oxygène aux cellules entrave les opérations cellulaires cruciales et peut entraîner divers problèmes de santé.

L'intoxication au CO est particulièrement insidieuse car elle peut se développer progressivement, altérant ainsi le fonctionnement naturel de l'organisme. Bien qu'une mort rapide puisse résulter d'une exposition aiguë à des quantités élevées de CO, une exposition chronique à des niveaux plus faibles est tout aussi dangereuse en raison de son potentiel à provoquer le développement d'un cancer et d'autres troubles graves de la santé. L'effet du monoxyde de carbone (CO) sur l'oxygénation des cellules est extrêmement important. Le corps a besoin d'une quantité considérablement plus élevée d'oxygène pour éliminer le CO de l'hémoglobine, ce qui aggrave encore le problème.

Le cancer est l'une des nombreuses conséquences d'une exposition prolongée au monoxyde de carbone. L'éventail des problèmes de santé potentiels liés à l'exposition au monoxyde de carbone (CO) est vaste : fatigue chronique, troubles de la mémoire, difficultés liées au travail, troubles du sommeil, vertiges, maladies neurologiques, paresthésies (sensations anormales), infections récurrentes, douleurs gastro-intestinales et diarrhées. Le large éventail de symptômes met en évidence l'impact considérable du monoxyde de carbone sur les systèmes de l'organisme, soulignant la nécessité immédiate de s'attaquer à ce risque sanitaire très répandu.

En outre, outre ses effets immédiats sur le bien-être, le monoxyde de carbone (CO) peut également avoir des conséquences importantes sur la sécurité et l'efficacité du lieu de travail. Les personnes exposées à des quantités élevées de monoxyde de carbone (CO) peuvent connaître un déclin de leurs capacités cognitives, une diminution de leur capacité à prendre des décisions et une baisse de leurs performances globales. Les implications de ces effets peuvent avoir des répercussions importantes sur les personnes et les organisations, ce qui souligne la nécessité de mettre en œuvre des mesures visant à réduire l'exposition au monoxyde de carbone dans les environnements professionnels.

En raison des graves dangers pour la santé liés à l'exposition au monoxyde de carbone (CO), il est impératif d'adopter des mesures préventives pour réduire le risque d'empoisonnement. Cela implique de garantir une circulation d'air suffisante dans les espaces clos, d'inspecter et d'entretenir régulièrement les appareils à gaz et d'installer des détecteurs de monoxyde de carbone dans les habitations et les lieux de travail. En sensibilisant davantage le public aux dangers du monoxyde de carbone et en mettant en œuvre des mesures préventives appropriées, nous pouvons nous protéger et protéger ceux qui nous entourent contre cette menace imperceptible.

## Le bain d'air

Le bain d'air est un outil et un exercice aux multiples vertus thérapeutiques pour l'organisme, ce qui le rend utile dans la lutte contre le cancer. Un facteur clé de son efficacité est sa capacité à améliorer l'oxygénation. L'importance de l'influence du bain d'air est soulignée par les découvertes faites par Otto Warburg il y a environ un siècle, qui ont montré que les tumeurs avaient un taux de consommation de glucose plus élevé que les tissus sains. Il a également observé qu'une grande partie du glucose consommé par les tumeurs subit une fermentation pour produire du lactate, au lieu d'être oxydé par les mécanismes respiratoires. En outre, le cancer est universellement associé à l'hypoxie cellulaire et tissulaire, ce qui indique qu'il s'agit d'un état marqué par un manque d'oxygène.

L'intérêt du bain d'air réside dans sa capacité à atténuer ces processus. Le bain d'air fournit au corps beaucoup d'air frais et d'oxygène, ce qui peut aider à contrecarrer l'hypoxie cellulaire et potentiellement inverser le processus de fermentation. La présence d'oxygène en abondance dans cet environnement crée un milieu inhospitalier pour les cellules cancéreuses, qui se développent dans des conditions anaérobies alimentées par le sucre.

En outre, le bain d'air améliore la circulation sanguine générale. Le bain d'air facilite la circulation du sang veineux paresseux de la peau vers le cœur. L'amélioration de la circulation au niveau de la peau, qui est l'un des principaux organes du corps, entraîne une amélioration de la circulation dans l'ensemble du corps. L'amélioration de la circulation sanguine facilite l'élimination des toxines en favorisant leur expulsion par la peau. Le bain d'air favorise la respiration cutanée et facilite l'élimination des toxines, réduisant ainsi la charge de travail du foie et des reins.

Un autre avantage important du bain d'air dans le contexte de la thérapie anticancéreuse est sa faisabilité. Il est accessible à tous, quelle que soit la situation géographique. Le bain d'air peut être réalisé de manière autonome dans sa propre chambre, sans nécessiter de soutien. La rentabilité et la simplicité de cette option en font un choix pratique pour les personnes à la recherche de méthodes complémentaires pour traiter le cancer.

Le bain d'air est un traitement puissant contre le cancer car il augmente les niveaux d'oxygène, améliore la circulation sanguine et facilite l'élimination des toxines. Sa facilité d'intégration dans la routine quotidienne et son rapport coût-efficacité renforcent son attrait en tant que traitement d'appoint du cancer.

Contrairement à l'approche simpliste des exercices de bain d'air proposés par Lehman et Lobrey, la méthode de bain d'air préconisée par Nishi implique une séquence d'exercices plus structurée et systématique. La méthode de Lehman demande simplement au patient d'exposer son corps nu à l'air frais pendant 15 à 20 minutes, tandis que l'alternative de Lobrey consiste à couvrir et découvrir le corps pour stimuler le retour veineux, ce qu'il appelle "le deuxième cœur", favorisant ainsi la circulation générale. En revanche, la méthode Airbath de Nishi intègre une séquence précise de couverture et d'exposition du corps à l'air frais, selon un schéma temporel spécifique facilité par l'utilisation d'un minuteur.

Le bain d'air de Nishi est un processus alternatif qui commence par couvrir le corps et l'expose ensuite à l'air frais de manière régulée. Cette séquence est cruciale, car elle permet d'optimiser les bienfaits du bain d'air. L'utilisation d'une minuterie permet de s'assurer que chaque phase du bain d'air est effectuée pendant la durée appropriée, maximisant ainsi son efficacité.

La nature structurée du bain d'air de Nishi le distingue des autres méthodes, car il met l'accent sur l'importance de respecter le timing et la séquence pour obtenir des résultats optimaux. Cette approche reflète la compréhension holistique qu'a Nishi du corps et de ses fonctions, en soulignant l'interconnexion des différents processus physiologiques.

Dans l'ensemble, le bain d'air de Nishi propose une approche complète et méthodique pour exploiter les bienfaits de l'air frais, en soulignant l'importance d'un bon timing et d'une bonne séquence pour optimiser les effets thérapeutiques du bain d'air.

Le bain d'air de Nishi contient **11 cycles**. Il s'agit d'une séquence où l'on est nu puis habillé. La meilleure façon de procéder est de porter un peignoir afin qu'il soit plus facile de l'enlever pour exposer son corps à l'air frais.

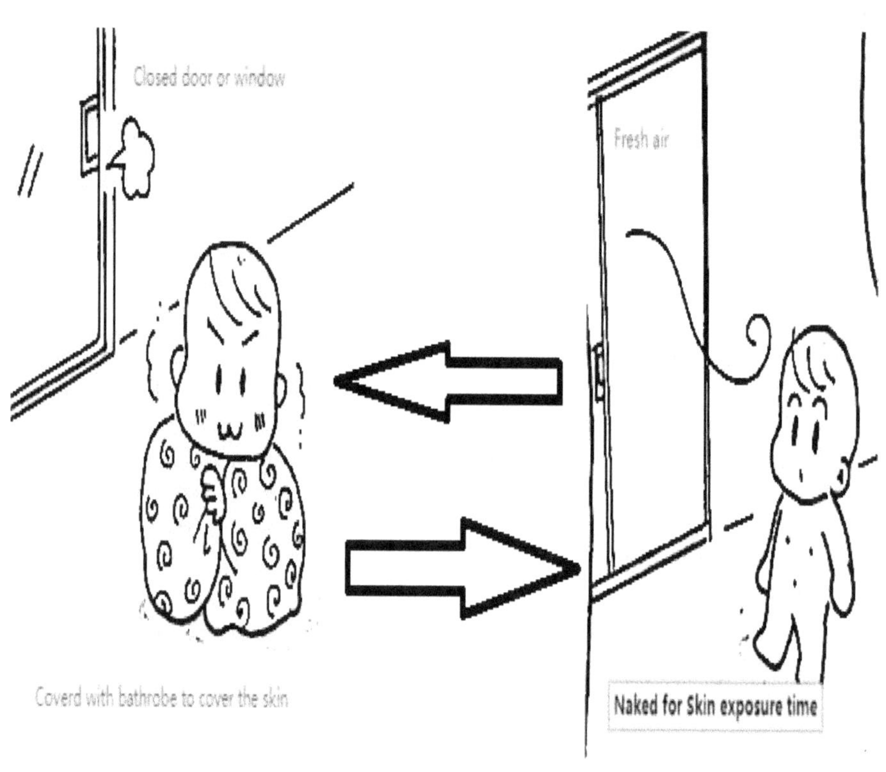
Closed door or window
Fresh air
Coverd with bathrobe to cover the skin
Naked for Skin exposure time

| Cycles | Le temps de la nudité | Temps d'habillage |
|---|---|---|
| 1 | 20 secondes | 1 minute |
| 2 | 30 | 1 minute |
| 3 | 40 | 1 minute |
| 4 | 50 | 1 minute |
| 5 | 60 | 1 minute et demie |
| 6 | 70 | 1 minute et demie |
| 7 | 80 | 1 minute et demie |
| 8 | 90 | 2 minutes |
| 9 | 100 | 2 minutes |
| 10 | 110 | 2 minutes |

| 11 | 120 | Se reposer sur un sol dur habillé pour stimuler le foie |
| --- | --- | --- |

Remarque importante : le bain d'air doit être effectué dans un endroit exposé à l'air frais. Il ne faut pas le faire dans un endroit où l'air est pollué ou en présence de fumées.

Le principe du bain d'air est d'exposer le corps à l'air frais et de brûler le monoxyde de carbone.

Le bain d'air est gratuit et peut être utilisé par tout le monde. Pour une personne invalide, il peut être pratiqué à l'intérieur d'une pièce dont les fenêtres sont largement ouvertes pour permettre à l'air frais de circuler.

Pour la prévention du cancer, il suffit d'effectuer l'exercice du bain d'air deux fois par jour. Toutefois, pour les personnes atteintes de maladies chroniques comme le cancer, il est recommandé de faire l'exercice au moins 6 à 10 fois par jour. Dans les cas de cancer plus avancés, il peut être bénéfique d'augmenter la fréquence jusqu'à 13 fois par jour. L'exercice, bien que prenant un peu de temps, nécessite un minimum de 30 minutes pour effectuer la séquence complète, mais les avantages pour la santé en valent la peine. Pour les personnes souffrant d'une intoxication chronique au monoxyde de carbone, l'exercice doit être effectué 4 à 6 fois par jour pendant au moins 6 mois, puis deux fois par jour à titre préventif.

L'exercice du bain d'air est à la fois rafraîchissant et simple à réaliser. Il suffit de se couvrir d'un peignoir, que l'on peut enlever pendant l'exposition à l'air frais. Il est essentiel de faire preuve de bon sens et d'effectuer l'exercice dans un endroit propre, en évitant les zones industrielles, les lieux où l'air est pollué ou les environnements contenant des gaz toxiques. Le but premier de l'exercice est d'utiliser l'air frais pour purifier le ciel et le corps.

Pour ceux qui recherchent une approche globale du traitement holistique du cancer, mon livre "The Four Elements of Nature Against Cancer" (Les quatre éléments de la nature contre le cancer) propose un protocole approfondi. Ce livre offre des conseils détaillés sur la nutrition, les suppléments et les méthodes de désintoxication qui peuvent améliorer l'efficacité du traitement.

Enfin, le psychisme d'un patient atteint d'un cancer joue un rôle crucial dans le processus de guérison. La méditation peut être incroyablement bénéfique à cet égard, en particulier pendant le parcours de guérison et les éventuelles crises de guérison. Une méthode simple mais efficace consiste à méditer pendant au moins 40 minutes, en restant assis et en se concentrant uniquement sur sa respiration, les yeux fermés. Cette

pratique peut renforcer la résistance de l'organisme et

compléter les bienfaits du bain d'air.

**LA FIN**

41

www.ingramcontent.com/pod-product-compliance
Lightning Source LLC
Chambersburg PA
CBHW051718250726
48653CB00008B/3094